Michel PETIT

LE NOURRISSON

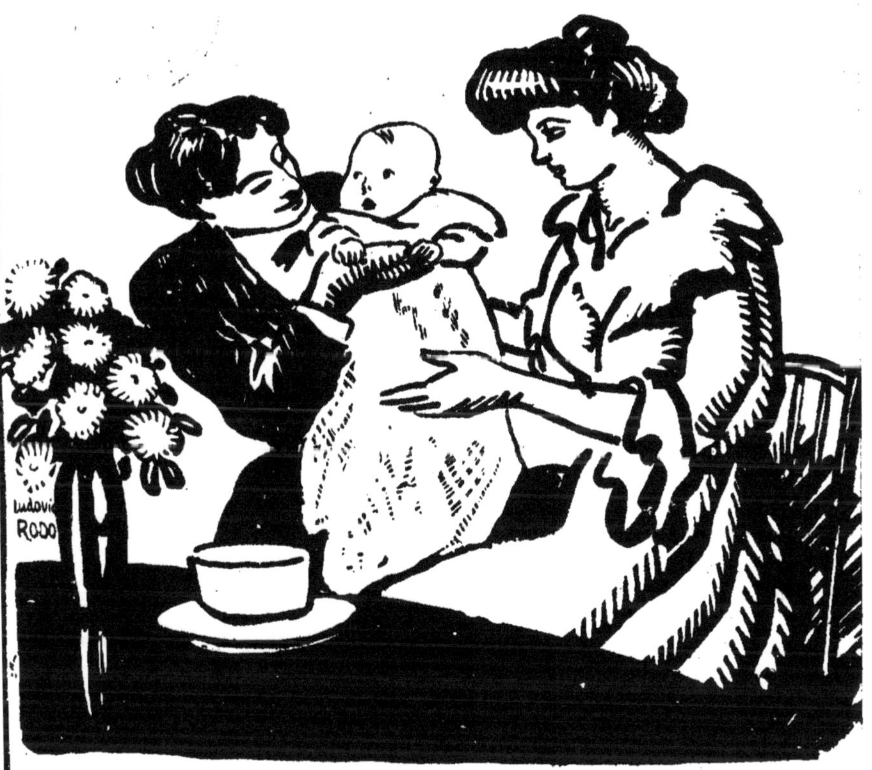

Prix : 0,10

Aux Bureaux des TEMPS NOUVEAUX, 4, rue Broca, Paris (V°)
— 1911 —

Groupe de Propagande par la Brochure

La propagande par la Brochure est une des meilleures propagandes si on peut la faire avec suite.

Le Révolté, La Révolte, Les Temps Nouveaux s'y sont employés de leur mieux. A l'heure actuelle, plus de 60 brochures diverses, dont les différents tirages réunis dépassent un milion d'exemplaires, ont été lancées par eux.

Malheureusement, les fonds manquent, pour pouvoir en imprimer plus souvent de nouvelles, ou réimprimer, lorsque c'est nécessaire, celles qui sont épuisées.

Il s'agit donc de trouver **500** souscripteurs s'engageant à verser chacun **12 fr.** par an. Nous serions alors en mesure d'imprimer chaque mois — ou de réimprimer parmi celles épuisées — une nouvelle brochure de **0 fr. 10** ou deux de **0 fr. 05**.

Par contre, voici les avantages que nous offrons aux souscripteurs :

1° A chaque tirage, il leur sera expédié **15** exemplaires si c'est une brochure à **0 fr. 10** ; **30** exemplaires, si c'est une à **0 fr. 05**. C'est-à-dire, le montant de leur souscription calculé avec une remise de 40 o/o, frais d'envoi déduits.

Ce qui leur prermettra de s'employer à la propagande, en faisant circuler les brochures parmi ceux qu'il connaissent, soit en les distribuant eux-mêmes, soit par la poste lorsqu'ils ne voudront pas faire savoir qu'ils s'intéressent à la propagande.

2° A chaque souscripteur, qui sera libéré de sa souscription, il sera envoyé une lithographie spécialement tirée pour les souscripteurs.

Cette lithographie, qui sera demandée à l'un des artistes qui ont déjà donné au journal, ne sera pas mise en vente et vaudra à elle seule, largement, le prix de souscription.

3° A ceux qui souscriront **15** fr. par an, il sera expédié un nombre de brochures dont le montant égalera celui de la souscription, calculé, toujours avec une remise de 40 o/o, plus une eau-forte qui, elle aussi, sera tirée spécialement pour eux, et non mise dans le commerce.

Ceux qui savent le prix d'une eau-forte artistique apprécieront le çadeau que nous leur offrons.

4° A ceux qui souscriront au-dessus de **15** fr. il sera fait cadeau de la lithographie et de l'eau-forte.

Au camarade qui nous trouvera **10** souscripteurs, il sera fait cadeau de la lithographie. — Celui qui en trouvera **20** recevra l'eau-forte.

Les souscriptions peuvent être versées par fractions mensuelles ou trimestrielles, etc., au gré des souscripteurs.

A ceux qui s'engageront mensuellement et qui ne se libéreraient pas de leur promesse, il sera, à la fin du trimestre, adressé un remboursement pour les 3 mois.

**Adresser les souscriptions au camarade Ch. BENOIT,
3, rue Bérite, PARIS.**

N.-B. — En discutant avec des camarades, il est facile de leur glisser une brochure, et de leur arracher deux sous. Les souscripteurs pourront ainsi récupérer le montant de leur souscription, et augmenter leur propagande.

Brochures à l'étude : *La Lutte contre la tuberculose* de Pierrot. — *Les aliments* de Michel Petit. — *L'anarchie dans l'évolution socialiste.* — *La loi et l'autorité* de Kropotkine. — *Les Dictatures providentielles*, Dejacques. — *Les dessous de la Campagne du Maroc*, par Merrheim. — *L'exploitation de l'enfant dans les verreries*, par Delzant.

Publications des " TEMPS NOUVEAUX ". — Nº 41.

Le Nourrisson

PAR

Michel PETIT

(Docteur Edmond DUCHEMIN)

PRIX : 0 fr. 10

TIRAGE DIX MILLE EXEMPLAIRES

EN VENTE

Aux bureaux des TEMPS NOUVEAUX

4, Rue Broca, 4

PARIS

1911

Le Nourisson

L'enfant qui naît a droit à tous nos soins.

Les parents qui trouvent désagréable l'accroissement de leur famille, pouvaient l'éviter. S'ils n'ont pas su le faire, ce n'est pas l'enfant qui doit payer la rançon de leur négligence.

Quand toute la charge de l'enfant retombe sur un seul des deux procréateurs, par l'abandon de l'autre, et quand surtout la mère est détournée de son instinct naturel par toutes les forces coalisées de la Société, il est explicable qu'elle se trouve amenée à l'acte monstrueux de tuer son enfant; mais ce que rien ne saurait expliquer c'est que des parents privent des soins nécessaires l'enfant dont ils ne désiraient pas la venue, c'est que d'autres s'en désintéressent complètement, et lui accordent juste l'indispensable pour qu'il ne meure pas de suite, en disant : « S'il pousse, tant mieux pour lui, s'il crève, tant mieux pour nous ». Ces parents-là sont des assassins, uniquement trop lâches pour commettre leur crime d'un seul coup, et assez cruels pour tuer leur victime, sournoisement à petit feu, en assistant à chaque minute de cette longue et douloureuse agonie. Ces cas sont, je l'espère, exceptionnels.

Mais que dire de ces parents, que je sais innombrables, qui agissent de même façon, et, par ignorance et sensiblerie, font périr peu à peu, dans d'épouvantables souffrances, l'enfant qu'ils aiment très sincèrement, qu'ils désirent conserver, et auquel ils voudraient éviter la moindre douleur ? Ce paradoxe incroyable se réalise dans presque toutes les maisons de ces belles campagnes de France, pépinières d'êtres humains, qui, dans d'autres conditions, feraient une race améliorée à chaque génération, et par suite plus apte à faire valoir ses droits à la vie intégrale et à transformer dans ce sens la Société.

Car tout va de pair : un enfant élevé dans de mauvaises conditions fait un homme paresseux par impossibilité de travailler sans douleur, servile par incapacité de lutter, par conséquent inapte à l'effort incessant que doit soutenir tout malheureux pour conquérir sa place au soleil et accomplir la tâche qui incombe à chaque génération en faveur de la suivante. Si nous voulons voir disparaître les « jaunes » les esclaves volontaires, les « bons citoyens » et les « bons soldats », commençons par élever convenablement nos enfants.

Si l'on en juge par l'effrayante mortalité qui frappe les nourrissons et qui est due, de l'avis unanime, principalement aux troubles digestifs, rien ne serait si difficile que de bien alimenter les jeunes enfants.

Cependant, nous voyons presque toutes les mères et les nourrices s'acquitter de cette tâche, d'où dépend la vie de l'enfant, de telle façon qu'on peut être légitimement surpris qu'un seul enfant résiste aux mauvaises conditions dans lesquelles est mis son frêle organisme.

Il n'est pas exagéré d'affirmer qu'à peine un enfant sur cent, dans les villes, et aucun, dans les campagnes éloignées des centres, ne sont nourris d'une façon raisonnable.

Mais comment en serait-il autrement, quand la personne qui est chargée de ce soin, mère ou nourrice, n'y est préparée par aucune connaissance indispensable, et quand, au contraire, ses tendances naturelles la portent à ne suivre que les impulsions d'une sentimentalité puérile et à n'écouter que les conseils de commères stupides.

C'est cet aréopage de vieilles femmes qui détient, dans chaque village ou dans chaque quartier, le recueil de recettes infaillibles transmises pieusement de générations en générations et à l'aide desquelles chaque enfant qui naît est voué au trépas, à moins qu'il ne soit doué d'une résistance exceptionnelle ou que sa mère ne soit, par extraordinaire, rebelle aux « leçons de l'expérience ».

Ce sont ces commères qui s'insurgent et ameutent les voisins contre la mère ou la nourrice coupable de laisser crier leur nourrisson.

Ce sont elles qui excitent à gaver le pauvre petit être pour qu'il « profite vite » et qu'il puisse dignement se présenter à ces concours que les pouvoirs publics organisent à l'instar de ceux des animaux gras.

Ignorance, manque de réflexion, sensiblerie qui va jusqu'à la lâcheté de la part des parents, autorité malfaisante exercée par des personnes toujours mal renseignées et souvent malintentionnées: telles sont les deux principales causes du déchet que les statistiques enregistrent chaque année dans le nombre des jeunes êtres destinés à perpétuer la race humaine, et, ce qui est plus important, telles sont les origines de l'existence souffreteuse, misérable, que mènent trop d'individus, dont l'organisme sain à la naissance a subi des dégâts irrémédiables dans la première enfance.

Je veux tout de suite prévenir les parents désireux de bien élever leurs enfants que je n'entends pas leur fournir une règle précise, invariable, qu'il soit nécessaire et suffisant de suivre pour obtenir un résultat certain. Trop de tableaux, de courbes, de manuels de puériculture traînent déjà entre les mains de jeunes mères, qui se désolent quand leur nourrisson n'atteint pas chaque jour le poids indiqué pour son âge et qui veulent, à toute force et au prix même de la santé, l'y amener.

Aucun moyen ne peut éviter la peine de réfléchir, la necessité d'observer, l'effort de comprendre, l'énergie de bien agir, envers et contre tout son entourage. Le rôle du physiologiste, du médecin est d'éclairer la mère, en lui indiquant les besoins essentiels de l'enfant, de la mettre en garde contre les pratiques absurdes habituelles et de lui signaler les points qui réclament spécialement son attention.

L'élevage du nourrisson est l'œuvre propre de la mère, il sera ce qu'elle l'aura fait.

LA NAISSANCE

L'enfant qui naît, doit, avant tout, être protégé contre le froid. Il faut lui adoucir la transition entre la température constante et élevée (37 à 38°) du corps maternel, et la température variable et toujours plus basse du milieu extérieur. Chauffez donc la chambre de façon, qu'au moment de l'accouchement, la température y atteigne 20 à 22°; préparez plusieurs cruchons que vous emplirez, au dernier moment, d'eau bouillante et qui sont destinés, les uns au lit de l'enfant, les autres au lit de la mère qui, elle aussi, a grand froid, dès que les douleurs sont terminées ; ayez une baignoire d'enfant ou n'importe quel récipient dans lequel vous puissiez plonger le nouveau-né

jusqu'au cou dans l'eau préalablement *bouillie* et ramenée à la température de 35 à 36º ; et, pendant ce bain qui doit suivre immédiatement la naissance, frottez doucement tout le corps de l'enfant pour
le débarrasser d'une bonne partie des matières grasses qui enduisent
sa peau. Ne vous attardez pas à un lavage méticuleux impossible à
exécuter en une seule séance, mais surtout. après ce bain d'une
dizaine de minutes, ne laissez pas l'enfant nu exposé à l'air pendant
tout le temps qu'il faut pour le revêtir de chemisettes, brassières et
autres vêtements difficiles à passer sur ses petits bras. Aussitôt essuyé
avec des serviettes chaudes, enveloppez-le dans un linge chaud de
toile fine, puis dans un morceau d'étoffe de laine épaisse et couchez-le
dans son lit, muni de cruchons d'eau chaude.

Plus tard, on pourra procéder, sans inconvénients, à sa toilette
complète et à son habillement. Pour le moment l'enfant, bien au
chaud, n'a plus besoin de rien ; tandis que la mère réclame, au contraire, beaucoup de soins.

Le moment de l'accouchement est un coup-de-feu terrible, comme
le savent tous ceux qui y ont assisté. C'est en vain que le praticien
(médecin ou sage-femme) a veillé à tout préparer pendant la période
d'attente qui, si elle se prolonge, exaspère souvent l'entourage ne
comprenant pas qu'on n'agisse pas pour mettre fin de suite aux
souffrances de la patiente. C'est en vain que les rôles ont été distri-
bués à l'avance, telle personne chargée des soins de l'enfant, telle
autre de préparer le bain et les cruchons, etc. Inévitablement, au
moment où le praticien aurait besoin d'aide, il n'en trouve pas d'utile
parmi l'entourage jusque là si impatient.

Tout le monde perd la tête, se bouscule, plusieurs personnes font
et défont la même besogne tandis qu'aucune ne reste disponible pour
d'autres soins urgents, si bien que le praticien doit se servir lui-même,
prendre les objets nécessaires, sans rien demander à personne, et
accomplir seul toute la tâche pour laquelle on a convoqué souvent
une demi douzaine de personnes. Il en résulte de grands risques pour
l'accouchée. Le praticien ne doit la toucher qu'avec des mains propres, dans le sens que les chirurgiens donnent au mot propreté. S'il
est obligé de prendre un objet usuel quelconque, d'effleurer seulement
les couvertures du lit, il devra procéder à un nouveau lavage anti-
septique de ses mains à l'instant où il n'y aurait souvent pas un
moment à perdre. S'il néglige cette précaution, l'accouchée est

exposée à une infection qui peut se généraliser et devenir rapideme
mortelle.

L'enfant lui-même, faute des soins immédiats nécessaires, peut
refroidir et succomber.

Pour éviter ces graves dangers, il ne faut demander l'assistan
pour un accouchement, que de deux personnes, expérimentée
possible, mais surtout capables de conserver leur sang-froid et
suivre scrupuleusement les indications du praticiens. Les grand'-mèr
ne pouvant jamais réaliser ces conditions, doivent être impitoyabl
ment exclues de l'assistance immédiate à l'accouchement, da
lequel, à peu près sans exception, elles jouent le rôle le plus funé

Il faut aussi simplifier la besogne, en débarrassant la chambre
tous les meubles qui ne soient pas strictement indispensables à c
moment. Cela donne la place nécessaire pour installer un lit de f
étroit et dur qui abrégera, en les rendant plus utiles, les douleurs
la patiente, permettra au praticien de lui donner plus aisément to
les soins nécessaires et laissera propre le lit habituel dans lequel o
portera l'accouchée, nettoyée, pansée et changée de linge.

Telles sont les principales précautions à prendre pour réduire
plus possible les risques que courent la mère et l'enfant au mome
de l'accouchement. Je n'ai envisagé que le cas d'un accouchem
normal se produisant à terme ; tout cas anormal nécessitant les soi
appropriés d'un médecin.

Ce n'est pas au dernier moment, au moment où les accidents
produisent que ces soins sont les plus efficaces ; c'est avant l'acco
chement, au cours de la grossesse, qu'on devrait toujours faire pr
céder à un examen qui permettrait de prévoir les accidents
souvent, de les prévenir. Cette précaution n'est pas toujours pris
dans les villes ; elle ne l'est, pour ainsi dire jamais dans les camp
gnes, surtout dans celles où, à l'avarice du paysan, s'ajou
l'hypocrite pudeur issue de l'éducation cléricale. Aussi voit-on da
ces populations prolifiques, les accouchements très fréquemme
suivis à bref délai de la mort de l'enfant et fréquemment de cell
la mère ; et, chez les femmes qui survivent, un grand nombre d'in
mités. Quand on songe qu'une simple analyse d'urines faite au co
de la grossesse décèle la cause la plus fréquente d'avortement
d'éclampsie et qu'il suffit d'un regime approprié pour éviter, à p
près à coup sûr, ces graves accident, on s'indigne contre l'indi

rence de gens s'exposant, malgré tous les avertissements, à une catastrophe qu'ils pourraient si facilement éviter (1).

Ce qui ne dépend pas toujours de la mère, c'est de pouvoir se reposer pendant le dernier mois de sa grossesse. Des recherches précises ont montré l'importance de ce repos pour l'enfant, qui, dans ce cas, naît plus gros et plus résistant. Tous les praticiens ont pu, d'autre part, observer les conditions défavorables dans lesquelles se trouve, pour faire face aux douloureux travail de l'accouchement, une femme épuisée par une besogne pénible prolongée jusqu'au dernier moment.

Les institutrices, et, tout récemment, les employées des postes ont obtenu un mois de congé payé avant l'accouchement et un autre mois après ; l'Etat sera bientôt obligé d'étendre cette mesure à toutes ses employées.

Mais dans les autres Administrations et dans l'industrie, les prolétaires restent privées de ce moyen de diminuer les dangers de la maternité et de créer des enfants vigoureux. Ce que cela coûterait à leurs patrons, ceux-ci le consacrent à entourer de précautions leurs femmes quond elles consentent à leur donner des héritiers, et à subventionner des ligues pour la repopulation.

Il y a bien une loi en préparation exigeant ce repos pour toutes les salariées au moment de leurs couches. On sort ce projet des archives parlementaires une fois ou deux par législature, pour lui faire prendre l'air, puis on le remet dans son casier. D'ailleurs quelle loi peut empêcher un patron de refuser du travail à la salariée qui, pour quelque motif que ce soit, ne lui en fournit pas assez à son gré ? C'est aux intéressés à l'exiger.

LA NOURRICE

Après avoir mis au monde l'enfant qu'elle a nourri pendant neuf mois de sa propre substance, la mère doit encore lui fournir la seule nourriture qu'il soit, pendant près d'un an, à même d'assimiler : son lait. C'est une loi naturelle commune à tous les mammifères, et qui se manifeste par la montée du lait dans les mamelles, bientôt après l'accouchement.

(1) L'avortement comporte, de l'avis unanime des médecins, infiniment plus de dangers immédiats ou consécutifs, qu'un accouchement.

Nourir son petit, c'est continuer l'œuvre de procréation ; c'est aussi, tandis qu'il puise la vie au sein de sa mère, l'occasion pour elle de l'observer, de prendre soin de lui, d'apprécier son développement et son état de santé.

Entre le petit être où s'éveille insensiblement une conscience, et la mère qui assiste à ce délicieux spectacle, chaque tétée est une scène d'amour, une source de bonheur, le plus grand, le plus sûr qui soit au monde.

Que des mères puissent s'en priver, suffit à montrer dans quelles fausses routes s'égare parfois l'humanité à la recherche des meilleures conditions d'existence.

Il y a des mères qui ne veulent pas nourrir, de peur de déformer leurs seins, de se fatiguer ou tout simplement de déranger leurs habitudes de plaisirs. Je n'écris pas pour ces personnes-là.

Il y en a qui, bien intentionnées, craignent de ne pas être bonnes nourrices, soit parce que leur lait leur paraît insuffisant ou leur santé peu brillante ou simplement parce que le bout du sein est aplati, peu proéminent.

Ces craintes sont, presque toujours, sans fondement. Les seules maladies qui doivent empêcher une femme de nourrir sont les maladies infectieuses, contagieuses dont elle peut être atteinte. Encore n'est-ce là parfois qu'une cause de suspension momentanée de l'allaitement et certains médecins ont-ils laissé des mères allaiter leurs enfants sans inconvénients, pendant une fièvre typhoïde, moyennant certaines précautions assez simples, et un état général satisfaisant de la malade.

En dehors de ces cas, la mère peut, même si elle est d'une constitution faible, anémique de longue date et encore anémiée par la grossesse et l'accouchement, entreprendre de nourrir. Elle s'en trouvera aussi bien que son enfant. Son appétit augmentera, sa santé s'améliorera. Son lait, pâle et rare au début, deviendra de jour en jour, plus riche en matières nutritives et plus abondant.

L'enfant qui, dans ces conditions, naît en général lui-même débile, bénéficie d'une nourriture légère appropriée à sa capacité digestive et son développement suivra l'évolution de la santé et du lait de sa mère.

L'aplatissement des bouts de seins ne constitue que dans des cas très rares, un empêchement insurmontable à l'allaitement. L'enfant les fait lui-même en essayant sans cesse de les prendre ; avec un peu de patience, de la part de la mère, il y parvient au bout d'un jour ou deux au plus. On peut l'aider en tirant avec un tire-lait, instrument en verre, dont on a imaginé plusieurs modèles. Mais on se sert tout aussi avantageusement et plus économiquement, d'une pipe de deux sous en terre blanche *tout à fait neuve*. Enfin, la mère peut faire ses bouts de seins en se faisant têter par un autre de ses enfants ou son mari. Mais elle doit bien se garder des services d'une personne étrangère et surtout d'une « tireuse de lait » professionnelle, comme il en existe dans les campagnes, bien malheureusement, car on en connaît une qui, à Condé, communiqua la syphilis à quatorze personnes.

Une fois les bouts de seins rendus assez saillants pour que l'enfant arrive à les prendre, la mère aura la précaution de ne porter aucun vêtement serré et particulièrement de corset qui les aplatirait à nouveau. D'ailleurs, si le corset est un ustensile dangereux pour toute femme, il l'est bien plus encore pour celle qui vient d'accoucher, et qui nourrit. Nous parlons, bien entendu, des corsets baleinés, armés de ressorts, produits d'une esthétique vicieuse — et non pas des corsets en toile, s'attachant avec des bretelles aux épaules, pouvant soutenir les jupes, et permettant le libre jeu de tous les organes et de tous les muscles. Ceux-là sont à la fois utiles et commodes.

Comme soins spéciaux des seins, la mère n'a absolument qu'à les maintenir dans un état de rigoureuse propreté et cela, dès avant l'accouchement. Il n'est pas toujours facile d'enlever les petites croûtes qui s'enferment dans les dépressions entourant les mamelons. Il faut cependant le faire avec beaucoup de douceur et de patience, en grattant avec l'ongle, après s'être soigneusement lavé et brossé les mains. Puis on maintiendra les seins en parfait état en se servant uniquement d'alcool et d'eau bouillie. L'alcool rend la peau plus résistante aux fissures, les cicatrise rapidement quand elles se sont produites, et empêche les infections. Mais il faut toujours après un lavage à l'alcool, faire un lavage à l'eau bouillie.

Voici la meilleure manière de procéder. Toute mère qui nourrit doit toujours avoir à sa portée une bouteille d'alcool suffisamment fort (eau de Cologne, alcool de lavande) une bouteille d'eau bouillie froide, une boîte contenant de l'ouate hydrophile et fermant hermétiquement. Immédiatement avant et après chaque têtée, elle débouche ses deux bouteilles, et ouvre sa boîte d'ouate, se lave ensuite les mains en les brossant consciencieusement, se les essuie avec un linge propre (fût-ce une guenille, pourvu que chaque fois, ce soit un nouveau morceau) prend un tampon d'ouate, y verse de l'alcool de façon à l'imbiber, en frotte ses seins — surtout le mamelon, et jette le tampon au feu — en prend un autre pour frotter l'autre sein, puis fait de même pour chaque sein avec des tampons imbibés d'eau bouillie. C'est tout, et cela suffit pour éviter à peu près à coup sûr les crevasses si douloureuses qui forcent quelquefois d'interrompre l'allaitement, et qui peuvent entraîner des abcès graves.

Combien de temps après l'accouchement, la mère doit-elle donner la première têtée ? Pas avant vingt-quatre heures ; en tous les cas, quelquefois il sera bon de laisser passer trente-six heures, si la mère est très affaiblie, ou si l'enfant n'a pas encore évacué les matières noires, dernier résidu de sa digestion intra-utérine.

Cette période sera consacrée au repos, dont la mère a le plus urgent besoin. Pour qu'elle puisse le goûter, on doit, si on peut, mettre l'enfant dans une autre chambre, d'où on le lui apporte de temps en temps quand la mère le réclame pour le voir, l'admirer, éprouver cette jouissance infinie de la contemplation de son œuvre, qui lui fait oublier les souffrances qu'elle lui a coûtées.

Pour elle, il faut la laisser dormir, si elle le peut, tout au moins s'anéantir dans l'immobilité et la tranquillité les plus complètes. On lui parlera le moins possible, on lui cachera les événements qui pourraient l'inquiéter, on fera le moins de bruit possible autour d'elle. Comme nourriture on lui donnera ce qu'elle aime, ce qu'elle a l'habitude de prendre, pourvu qu'il n'y entre ni choux, ni oignons, ni ail, ni asperges, qui sont indigestes et surtout communiquent au lait leur saveur désagréable pour l'enfant, auquel ils peuvent même donner des coliques.

Il ne faut donner à la nourrice ni beaucoup de vin pur, ni beaucoup de café, ni une goutte d'eau-de-vie ou de liqueur.

D'ailleurs, tout le régime de la nourrice tient dans ces quelques préceptes :

1° Continuer l'alimentation habituelle, si elle est convenable, c'est-à-dire se compose essentiellement de viandes rôties ou grillées, au repas de midi, avec légumes secs bouillis et écrasés, légumes verts très cuits, œufs pas durs, à ce repas et à celui du soir.

Eviter les aliments gras, ragoûts, fritures, etc., la charcuterie, le poivre, la moutarde, les crudités, le vinaigre.

Avoir des repas très réguliers, ne pas manger dans l'intervalle, mais boire aussi abondamment qu'on le voudra de la bière légère au repas (la petite bière à quatre sous le litre, prise à la brasserie, est la meilleure) ou du lait ou des infusions chaudes de thé très léger, de tilleul ou de camomille en dehors des repas.

2° Eviter la constipation ; généralement la nouvelle accouchée ne va qu'à l'aide d'un purgatif. On lui donne quarante-huit heures après l'accouchement une à deux cuillerées à soupe d'huile de ricin. Le purgatif s'avale facilement si l'ou a soin de se rincer la bouche, avant de le prendre, avec une gorgée d'eau-de-vie. Si cela ne suffit pas, il faut donner des lavements à l'eau bouillie très chaude, tous les jours, si nécessaire, mais s'abstenir de médicaments purgatifs.

Un très grand nombre de substances médicamenteuses passent dans le lait et peuvent faire beaucoup de mal à l'enfant. En outre, ils peuvent détraquer l'appareil digestil de la mère. Il ne faut les employer que sur avis du médecin.

3° Ne pas se lever avant que le médecin ou la sage-femme aient constaté que les organes ont repris leur place et leur volume normal et que la marche n'a plus d'inconvénient.

On a voulu codifier la durée du repos nécessaire et on l'a arbitrairement fixée à dix ou onze jours. Comme toute règle, elle ne s'applique exactement à aucun cas particulier. Telle accouchée pourra, sans aucun inconvénient, reprendre toutes ses occupations, deux heures après l'accouchement. Ainsi font les femelles d'animaux, ainsi font maintes paysannes au système nerveux peu sensible et au corps robuste. Telle autre femme aura besoin d'un mois de repos pour ne pas être, par la suite, une perpétuelle malade.

4° Il en est de même pour les rapports génésiques. Galien affirme : « A une femme qui nourrit, j'ordonne l'abstention de tout coït », au contraire un brave médecin qui avait nom Joubert écrivait, en 1570, ces lignes savoureuses : « La femme du monde que je chéris le plus a nourri tous mes enfants tant qu'elle a eu du lait, et je n'ai pas laissé cela de coucher avec elle et lui faire l'amour comme un bon mary doit à sa bonne moitié et Dieu mercy, nos enfants ont été bien nourris et sont bien avenus.

« Je ne donne pas conseil aux autres que je ne ne prenne pour moi. »

La femme peut en général rester bonne nourrice, malgré une nouvelle grossesse ; s'il lui convient de l'accepter.

5o Enfin une femme qui a ses règles peut-elle continuer à nourrir ?

Pinard, le grand maître en accouchement de notre Faculté, affirme que « tant que les règles sont normales, la femme peut et doit nourrir. »

Et nous, modestes praticiens, nous avons maintes fois vu des enfants souffrir de diarrhée et de coliques, quand ils têtaient une femme au moment de ses époques. Alors que faire ? Rien de plus simple. Si l'enfant parait ne souffrir en aucune façon, laissez-le têter pendant les règles. Dans le cas contraire, donnez-lui, pendant ce temps, du lait stérilisé coupé d'eau bouillie sucrée en quantité à peu près égale ou un peu inférieure à la quantité de lait qu'il prend chaque jour à sa mère. Donnez-lui ce lait au verre pour ne pas l'habituer au biberon et aussitôt les époques passées, il reprendra le sein de sa mère.

A ce propos, il faut que les nourrices sachent bien qu'une interruption de l'allaitement n'amène pas, dans la plupart des cas, la cessation complète, définitive de la montée du lait.

Nous avons vu des femmes obligées d'interrompre l'allaitement pendant deux et trois semaines et capables, ensuite, avec le désir de continuer à nourrir et les efforts du nourrisson, de reprendre l'allaitement comme par le passé.

Il est donc, en somme, loisible à toutes les femmes de nourrir leur enfant. Loin de ruiner leur santé, cela la fortifie et sauvegarde celle du petit. Cela n'entraîne ni un changement d'habitudes, ni des soins spéciaux, pas même beaucoup de perte de temps, comme nous le verrons en parlant du réglage des tétées.

Cela exige seulement que la journée de la mère ne soit pas entièrement consacrée au travail, et que ce travail n'exige pas qu'elle s'éloigne de la maison toute la journée.

La possibilité de nourrir leur enfant restera donc le privilège des mères qui ne sont pas obligées de travailler au dehors, et ce sont précisément celles-là qui usent le moins de cette possibilité.

De même la femme qui a été mère sans être mariée ne peut pas, le plus souvent, dans l'état actuel de nos mœurs, conserver et nourrir son enfant.

Pour toutes ces mères, auxquelles il est impossible d'allaiter, s'offrent deux procédés pour nourrir leurs enfants : le lait d'une autre femme ou le lait animal.

Presque toujours c'est le second procédé qui est choisi sans hésitation, parce qu'il paraît moins coûteux, parce qu'il permet à la mère de conserver près d'elle son enfant, enfin parce qu'on considère comme immoral, pour une mère de prendre une remplaçante.

Je ne saurais admettre ce dernier motif : quand une femme se trouve, malgré toute sa bonne volonté, tout son désir de le faire, dans l'impossibilité matérielle d'allaiter elle-même son enfant, elle doit chercher à procurer à celui-ci la meilleure nourriture qui lui convienne, et c'est, sans contredit, le lait d'une autre femme. Où commence l'immoralité (pour employer ce mot si usité et, pour moi, si dépourvu de sens) c'est qu'on oblige cette autre femme, à priver son propre enfant de son lait pour le réserver à un autre enfant. Mais cela, c'est la marque de l'esprit d'accaparement des gens riches, des propriétaires et d'autre part, le manque de connaissances physiologiques. Une femme bien portante qui a du lait peut nourrir deux enfants ensemble, à la condition d'être convenablement nourrie et de donner à chaque enfant juste sa ration nécessaire et suffisante. Du jour où elle ne peut plus suffire à ce double allaitement, il n'y a pas grand inconvénient pour les nourrissons, à compléter leur ration par un peu de lait animal. Par ce moyen, sur deux ouvrières actuellement condamnées à donner toutes deux à leurs enfants nouveaux-nés du lait animal, l'une des deux, la mieux portante, la meilleure nourrice peut rester chez elle et nourrir les deux enfants, tandis que l'autre continuera son travail et retrouvera son enfant tous les soirs. De même, une fille-mère pourrait se placer comme nourrice dans une famille où elle amènerait son enfant.

La loi Roussel qui interdit à une femme de se placer comme nourrice avant que son enfant ait atteint l'âge de sept mois, est constamment transgressée.

Si elle était strictement appliquée, elle offrirait ce grave inconvénient de fournir à un enfant nouveau-né du lait trop âgé et par suite mal approprié à ses besoins, et susceptible de ne pas être toléré par l'estomac de l'enfant. En outre n'est-ce pas aggraver la douleur d'une mère que de la séparer de son enfant déjà grand qu'elle a nourri, appris à connaître et à aimer ? Encore une fois, il est évident qu'une loi est aussi inapte à améliorer les conditions de vie de l'humanité qu'un député à faire pousser les récoltes. Quand chacun se rendra exactement compte des nécessités de son existence, le courage viendra à tous pour conquérir leurs droits.

Il me reste à indiquer les précautions que doit prendre une mère qui ne peut allaiter pour éviter que son lait la gêne. Elle n'a qu'à se bander la poitrine, en serrant aussi fortement qu'elle pourra le supporter, en ayant soin de garnir les seins sous le bandage d'une très ébaisse couche d'ouate. Le bandage sera fait de toile résistante, une serviette solide par exemple, pliée assez large pour recouvrir complètement les seins en les débordant en haut et en bas, attachée par des épingles américaines et soutenue par des bretelles en ruban de fil, s'attachant ensemble au milieu du dos et séparément en avant au niveau de chaque sein. Ce pansement compressif doit être fait à nouveau matin et soir et toujours serré le plus possible. Pour le bien faire, il faut l'aide d'une autre personne. Si la compression est bien régulière, l'ouate bien étalée, si elle a été appliquée le plus tôt possible après l'accouchement et maintenue pendant cinq ou six jours, elle sera facilement supportée et suffira à tarir la secrétion lactée, sans qu'il soit nécessaire d'y adjoindre l'usage de purgatifs, ni l'obligation de suivre un régime spécial.

LE RÉGLAGE DES TÉTÉES

Il ne suffit pas, pour mener à bien l'élevage d'un nourrisson, de lui donner l'aliment qui lui convient le mieux, c'est-à-dire le lait d'une bonne nourrice ; il faut encore ne lui donner aucun autre aliment, pendant près d'un an, et il faut lui distribuer son lait en repas réguliers, à heures fixes, chacun de ces repas comprenant la quantité nécessaire et suffisante.

Ces principes paraissent tellement évidents aux personnes ayant quelques notions du fonctionnement de l'appareil digestif, que la démonstration leur en semble oiseuse. Il m'est arrivé, comme à tous mes confrères de les exposer à des personnes possédant une certaine instruction, par exemple à des institutrices qui venaient d'étudier des livres de puériculture et d'entendre ces jeunes mères me dire : « Je sais tout cela, j'en comprend la nécessité, et je ne manquerai pas de m'y informer ». Presqu'invariablement, au bout de quelques semaines ou de quelques mois j'étais appelé pour des malaises ou des troubles graves de la santé de l'enfant dûs uniquement à une alimentation mal réglée, et la mère était bien obligée d'avouer qu'elle ne se conformait pas aux principes qu'elle connaissait si bien.

C'est qu'il ne suffit pas de savoir, pas même de comprendre une doctrine et d'être convaincu de sa valeur ; il faut encore avoir l'énergie de l'appliquer, en dépit de l'opposition plus ou moins déclarée de l'entourage le plus proche.

Or le rôle néfaste de la grand'mère au moment de l'accouchement est rempli par le père, au début de l'élevage du nourrison.

On ne peut élever un enfant, pas plus que n'importe quelque petit animal, sans qu'il crie de temps à autre. Qu'il ait trop chaud ou trop froid, qu'une épingle le pique, qu'il soit trop serré dans ses langes, qu'il se soit sali ou qu'il ait quelque colique, enfin qu'il veuille être bercé ou promené dans les bras, si on lui en a déjà fait prendre la mauvaise habitude, pour tous ces motifs et d'autres encore l'enfant crie, n'ayant que ce moyen d'exprimer toutes ses sensations désagréables. Plutôt que de rechercher la cause de sa gêne, on trouve en général plus simple de lui donner sa « goutte ». Le plaisir qu'y trouve l'enfant lui fait momentanément oublier son malaise, qu'il ressent à nouveau dès qu'il a fini de téter, si bien qu'il recommence à crier. Alors on épuise les divers moyens en usage pour faire taire les enfants « méchants ». On le berce, on le balance dans les bras, on lui chante des chansons jusqu'à ce que la fatigue l'emportant, l'enfant s'endorme. Mais pas pour longtemps : le repas qu'il a pris trop tôt après le précédent a provoqué une mauvaise digestion. Le sommeil est agité, puis surviennent quelques coliques qui se traduisent par des cris. Vite, on lui redonne une goutte ; et dès lors, c'est fini ; il s'établit un cercle vicieux dont on ne sortira que quand les vomissements ou la diarrhée nécessiteront une visite du médecin qui obtiendra plus ou moins aisément que cette expérience profite pour l'avenir.

C'est alors que, poussée dans ses derniers retranchements, la mère avouera : « C'est mon mari qui ne veut pas entendre le petit crier. Ça l'agace, ça l'empêche de dormir. Il veut tout le temps que je prenne l'enfant pour le contenter ».

Ce n'est que trop vrai. Dans les ménages où l'on n'a qu'une pièce, le travailleur fatigué supporte malaisément d'avoir son repos troublé par les cris du mioche.

Il s'agit de lui faire comprendre que le moyen qu'il emploie va exactement à l'encontre de son désir ; que l'enfant auquel on donne à boire dès qu'il crie, criera d'abord souvent pour avoir chaque fois le plaisir de téter, puis criera parce que ces repas intempestifs se digèrent mal et le font souffrir ; tandis qu'en ne donnant jamais à boire à un enfant qu'à son heure, on l'entendra peut-être crier pendant quelques jours, si l'on doit réformer de mauvaises habitudes déjà prises, mais ensuite, jamais l'enfant ne se plaindra qu'au cas peu fréquent d'une autre gêne qu'il faudra rechercher ; même éveillé, il restera tranquille dans son berceau, suivant des yeux les mouvements des personnes qui l'entourent et témoignant du bien-être qu'il éprouve par le sourire avec lequel il répond au doux regard de sa mère.

J'ai vu élever ainsi des enfants sans que, dans l'espace de plusieurs mois, on ait entendu leurs cris, ni pendant le jour, ni pendant la nuit, ce qui indique suffisamment qu'ils n'avaient éprouvé aucun trouble, aucun malaise.

L'enfant, dans ces conditions, n'est qu'une source de bonheur pour les parents qui le voient se développer régulièrement, sans qu'il leur coûte le sacrifice de leur tranquillité et de leur sommeil. Pourquoi n'en est-il pas toujours ainsi ? ou plus exactement, pourquoi en est-il si rarement ainsi ? Parce que l'homme est généralement lâche, même dans ses affections les plus profondes et les plus sincères, si bien qu'on voit des gens qui adorent leurs enfants causer leur mort dans de cruelle souffrances pour n'avoir pas voulu les laisser crier quelques instants.

Malgré le peu de résultats que j'ai obtenus en m'efforçant depuis 15 ans de sauvegarder la santé et la vie de tous les enfants que j'ai vus naître ; malgré que la même expérience décevante ait été faite par nombre de mes confrères, il me reste l'espoir que dans le milieu ou se répandra cette brochure, elle tombera entre les mains de gens mieux trempés par les difficultés de vivre suivant les idées qu'ils croient justes, en opposition avec les préjugés et les traditions de la foule. L'anarchisme n'est pas une doctrine purement économique ou sociale ; c'est une manière de se comporter dans toutes les circonstances, caractérisée par le besoin de mettre, quoiqu'il en coûte, ses actes en accord avec ses convictions. C'est un degré d'évolution de l'humanité au-dessus de celui qu'a atteint le bourgeois intelligent et pétri de bonnes intentions mais incapable de rompre les liens ancestraux qui l'étranglent. Je rêve de voir les enfants les plus beaux, les plus sains, les plus joyeux, jouissant déjà pleinement de toutes leurs aptitudes à vivre, dans les ménages d'anarchistes.

LA JOURNÉE DU NOURRISSON

Au début de l'allaitement, il faut mettre souvent l'enfant au sein pour lui apprendre à téter et faciliter la montée de lait qui n'est d'ailleurs, à ce moment, qu'un liquide peu nourrissant. En même temps les bouts de seins peu proéminents « se font » et après une période variable entre quelques heures et deux jours au plus, l'enfant est à même de puiser chaque fois la nourriture qui lui suffit. Dès lors, il faut l'habituer rigoureusement à prendre cette nourriture à heures fixes.

Voici, d'après mon expérience, les heures qu'il convient de prendre. Première tétée : le matin à 6 heures ; deuxième à 8 heures et ainsi de suite, de 2 en 2 heures exactement jusqu'à 8 heures du soir. Dans la nuit une seule tétée : à minuit ou une heure.

L'enfant sera sorti du lit un quart d'heure avant chaque tétée pour le changer et le nettoyer. Il sera remis au lit immédiatement après sa tétée, en prenant garde de le remuer le moins possible, sous peine de le faire régurgiter une partie du lait qu'il vient de prendre. Si c'est possible, on lui donnera chaque jour un bain, toujours immédiatement avant une tétée. Si c'est impossible, on le lavera chaque jour une fois des pieds à la tête avec des linges usés, mais propres, imbibés d'eau chaude préalablement bouillie, sans oublier de nettoyer avec soin les moindres replis de tous les orifices, avec des tampons d'ouate. Il faut éviter de se servir d'une éponge qui, même nettoyée chaque fois, conserve des débris qui fermentent et des germes qui se multiplient. Même pour les bains, il faut ne se servir que d'eau bouillie. Le savon est inutile. Les enduits qui résistent au lavage simple, disparaîtront avec un peu de vaseline sur un linge sec. Après le lavage, ou le bain et l'essuyage, poudrer avec de la poudre de talc surtout dans tous les plis de la peau.

A mesure que l'enfant avance en âge et prend des forces, chacun de ses repas est plus copieux. Il arrive un moment où il ne se réveille plus de lui-même à l'heure de son repas, comme font les enfants bien portants et bien réglés et où, mis au sein encore endormi, comme on doit le faire, quand l'heure est venue, il n'essaie plus de téter. Ce moment survient vers l'âge de 2 à 4 mois, suivant la vigueur de l'enfant et la valeur de la nourrice. Il faut alors espacer les tétées d'une demi-heure, ce qui, en débutant toujours à 6 heures du matin, fait donner la dernière tétée à 9 heures du soir au lieu de 8 heures et réduit à 7 les 8 tétées de la journée. La tétée de la nuit reste maintenue à la même heure, vers minuit.

Enfin, vers l'âge de 6 mois, l'enfant n'éprouve plus le besoin que de téter toutes les 3 heures; les tétées de la journée se trouvent réduites à 6, la première toujours à 6 heures du matin, la dernière à 9 heures du soir. Bientôt après, il cesse de se réveiller la nuit. Mais quelquefois alors il réclame plus tôt sa tétée du matin. Il ne faut pas le lui accorder, parce que cela amènerait à avancer l'heure de sa dernière tétée ; ce qui, fatalement entraînerait un réveil encore plus précoce, d'où un cercle vicieux. Il suffit de quelques jours pour que l'enfant bien portant prenne l'habitude de dormir toute sa nuit. D'ailleurs, on peut le laisser longtemps au sein lors de la dernière tétée de la journée, pour éviter qu'il n'ait besoin trop tôt.

Les enfants bien portants et bien réglés, indiquent eux-mêmes les époques où il faut espacer leurs repas.

Mais il y en a qui ne le font pas, et cela tient presque toujours à ce qu'on leur a laissé prendre plus ou plus souvent qu'il ne leur faut et que, par suite, leur instinct naturel s'est trouvé quelque peu perverti.

Il faut alors que la mère provoque elle-même les changements de fréquence des repas. Cela exige un peu d'énergie ; il faut laisser crier l'enfant quelques instants, sans le prendre, sans le tromper par des moyens qui ne le calmeront pas. Jamais cette période désagréable ne dure plus de 2 ou 3 jours. Pour la nuit, il y a un moyen simple de supprimer la tétée, sans bruit. Il consiste à donner à l'enfant qui crie à l'heure habituelle de son repas de minuit, un biberon d'eau bouillie sucrée additionnée de quelques gouttes de lait. Il en prend quelques gorgées dont il se contente, faute de mieux, puis il cesse bientôt de le réclamer.

Mais il faut bien savoir que si on cédait aux demandes de l'enfant on arriverait à donner à téter la nuit à des enfants de 15 ou 18 mois, comme je l'ai vu faire trop souvent, au grand détriment de la santé de la mère et de l'enfant.

Mais comment la mère peut-elle savoir que le moment est venu d'opérer ces changements, quand le nourrisson ne le lui indique pas lui-même manifestement ?

En se basant sur la façon dont l'enfant « profite ». Mais pour en juger sainement, il faut que les parents se défassent de la croyance malheureusement si répandue que les enfants les plus vigoureux et les plus beaux sont les plus gras. On peut affirmer sans paradoxe que c'est l'opposé de la vérité. Si les parents savaient tous, comme l'ont vu quelques-uns, avec quelle rapidité succombent ces gros bébés, qui faisaient leur orgueil et provoquaient l'admiration de l'entourage, dès qu'ils sont atteints de quelque maladie aiguë !

Le type du nourrisson bien portant est réalisé par un enfant aux membres déliés, accusant bien les formes, sans boursouflures aux jointures, sans proéminence du ventre, ni bourrelet au bas-ventre ; la peau, qu'elle soit rosée ou brune, est d'un ton chaud et la chair prise dans la main donne une sensation de consistance ferme et non celle d'une masse molle comme du beurre que produit la panne graisseuse des enfants suralimentés. L'enfant bien portant fait une ou deux selles par 24 heures, jamais plus. Chaque selle est d'une consistance demi pâteuse, homogène, sans grumeaux. L'urine ne tache pas le linge et ne provoque ni boutons, ni rougeur de la peau. Enfin cet enfant, convenablement couvert, ne sue jamais. Le nourrisson convenablement alimenté est bien vivant, rit et joue tout seul dans son lit, s'intéresse à ce qu'il voit et à ce qu'il entend, tandis que l'enfant suralimenté ne cesse de dormir et de boire que pour crier.

Que les parents sachent bien, que la suralimentation est la cause la plus fréquente des décès des nourrissons, et ce qui est pis, de la mauvaise santé permanente de ceux qui ne succombent pas !

Les enfants des malheureux chemineaux vagabonds et mendiants résistent d'une façon si étonnante au froid, au manque de soins de toute espèce, non pas en vertu d'une constitution spéciale, mais parce que leurs mères ne peuvent leur donner que bien juste la quantité de lait nécessaire.

Cette quantité nécessaire est en réalité si minime, qu'il est infiniment rare qu'un nourrisson souffre de ne pas avoir assez de lait (pourvu qu'il soit de bonne qualité) alors que la plupart des nourrisson souffrent d'en avoir trop. Je ne parle toujours bien entendu que du lait de femme, et de nourrisson au sein.

Il y a bien un moyen, préconisé par tous les manuels de puériculture, de se rendre compte de l'état de l'enfant : c'est la balance. Ces manuels indiquent le poids que doit atteindre l'enfant à tel mois, telle semaine, tel jour. Dès lors, avec la balance et le pèse bébé il suffit de constater si on est au-dessous du poids indiqué comme normal, et dans ce cas, de faire le plein ! Rien de plus simple, quand il s'agit d'une cruche. C'est malheureusement un peu plus compliqué quand on a devant soi un petit être organisé qui digère et assimile à sa façon le liquide qu'on lui fait absorber. Il arrive alors que plus on lui en donne, plus son poids baisse et que les parents sont consternés. La balance peu rendre des services, à condition de lui demander seulement une indication précise du poids du nourrisson chaque semaine. Ainsi disparaissent les oscillations journalières qu'effectuent les poids des enfants les mieux portants et dont la constatation ne sert qu'à inquiéter inutilement les parents. Encore faut-il savoir se servir de la balance ; c'est-à-dire tenir compte du poids des vêtements qui peut différer d'une semaine à l'autre, de l'intervalle entre la dernière tétée et la pesée, enfin surtout de l'évacuation des matières qui, si elle s'est produite immédiatement avant la pesée, entraîne une sensible diminution de poids.

Il n'existe donc pas un indice certain permettant, à lui seul, de déterminer exactement l'époque à laquelle il faut diminuer la fréquence des repas du nourrisson. Cela doit se déduire de l'ensemble des indications tirées de l'état de l'enfant, de son âge, de son accroissement de poids hebdomadaire et des tendances qu'il manifeste.

La ration alimentaire du nourrisson ne dépend pas seulement du nombre de ses repas ; mais aussi de la quantité de lait qu'il absorbe à chaque repas.

Nous verrons, à propos de l'allaitement animal, que le dosage de cette quantité est d'une importance capitale. Il n'en est pas de même pour l'allaitement au sein ; le nourrisson peut prendre, sans inconvénient, un peu plus qu'il n'a besoin dans une tétée ; il sera seulement un peu moins avide à la tété suivante et, pourvu que la mère ne manque pas de le mettre au sein, quand l'heure sera arrivée, même s'il dort, même s'il refuse au début, il ne s'en suivra aucun dérangement de ses habitudes, et par suite aucun trouble de sa santé.

Cependant si l'enfant tendait à prendre des habitudes de gourmandise, c'est-à-dire à téter chaque fois plus de lait qu'il ne lui en faut, s'il commençait à engraisser rapidement, il faudrait tout simplement limiter chaque fois la durée de la tétée. Mais, pendant le même laps de temps, des nourrissons peuvent prendre des quantités de lait très différentes, suivant leur vigueur et la conformation des seins de leurs mères. Il y a même des enfants qui absorbent, au début de la tétée, de telles quantité de lait et si rapidement qu'ils en étouffent et sont pris de renvois et de hoquets. Dans ces cas, il faut retirer le sein de la bouche de l'enfant toutes les 2 ou 3 minutes, pour le laisser reprendre haleine, ou bien serrer le bout de sein entre deux doigts (sans comprimer le sein lui-même) de façon à diminuer l'écoulement. du lait.

En tous les cas le hoquet est l'indice d'une ration alimentaire trop copieuse ou prise trop rapidement.

Les femmes de campagne qui élèvent leurs enfants de la même façon que leurs cochons, pour qu'ils soient le plus gras possible, sont heureuses de voir leur nourrisson régurgiter, roter ou tout au moins avoir le hoquet. Elles sont sûres alors qu'il a le ventre plein et qu'on ne peut plus, immédiatement, lui entonner davantage. Leur observation est exacte, c'est pourquoi, pour la santé de l'enfant, il faut se garder avec soin de provoquer ces symptomes de réplétion et de gêne.

L'HABILLEMENT DU NOURRISSON

L'habillement et le couchage des nourrissons vus à travers les âges et dans les diverses régions, constituent un musée caractérisant, de la plus indiscutable façon, la stupidité humaine.

Evidemment, de nos jours, il y a progrès ; mais, comme toujours, ce progrès est strictement limité aux populations des grandes villes des pays civilisés. Partout ailleurs, aussi bien en Auvergne qu'en Savoie, en Bretagne ou en Russie, l'enfant dès sa naissance, est soigneusement ligotté et mis dans l'impossibilité de faire aucun mouvement. Seules, les populations dites sauvages élèveraient les enfants de la façon idéale, les laissant nus et libres, si elles ne se croyaient obligées de les rendre beaux en leur comprimant le crâne, leur tailladant la peau, ou leur perforant les oreilles, le nez ou les lèvres.

Pour bien faire, en cela comme en beaucoup d'autres matières, il faut rompre carrément avec les traditions et les habitudes courantes.

L'habillement du nouveau-né peut comprendre les diverses pièces usitées ; mais à la condition expresse qu'aucune ne soit serrée autour de lui, et que notamment la couverture de laine qui constitue le maillot dépasse d'un bon tiers la longueur des jambes, et soit épinglée très lâche, de façon que l'enfant puisse gigotter à l'intérieur.

Dès que l'enfant a pris quelques forces, et atteint l'âge de 2 à 3 mois, il y a tout avantage à remplacer le maillot par une grande blouse de finette ou de moëlleton, coulissée aux bras, au cou et à son extrémité inférieure, de manière à représenter un sac beaucoup trop long et trop large, mais fermé à tous ses orifices. Sous cette blouse, l'enfant aura seulement une chemise de fine toile et ce sera tout son habillement. Il est facile, dans ces conditions, de tenir un enfant toujours sec et propre.

La literie doit comprendre : sur l'enfant, une chaude couverture de laine et un édredon ; sous lui un gros sac de son.

Toutes les fois qu'on prend l'enfant pour le faire téter, on découvre largement son lit et on remplace le sac de son, par un autre qui vient de sécher dehors ; puis, l'enfant remis dans son lit, on ouvre le sac salé dont l'enveloppe doit être coulissée à un bout, on retire et on jette les parties du son qui se sont agglomérées en boule là où elles ont été mouillées, et on laisse le reste s'aérer largement, tandis qu'on lave l'enveloppe.

L'enfant trouve ainsi son lit toujours frais, ce qui est indispensable, puisque, pendant au moins les premiers mois, il n'en sort pour ainsi dire pas. C'est pourquoi il faut veiller à l'aération de la chambre, sans crainte exagérée du froid. Habillé et couvert, comme je l'ai dit, avec, en outre, l'hiver et en tout temps pour les enfants un peu faibles, des cruchons d'eau chaude aux pieds et sur les côtés, un enfant peut supporter pendant le milieu de la journée la température extérieure de nos climats, à condition qu'il n'y ait pas de courants d'air.

Plus tard, l'enfant déjà vigoureux, doit être assis fréquemment à terre sur une toile propre et laissé libre de se rouler à son aise ; l'hiver devant un bon feu, l'été en plein soleil.

Le fil conducteur pour bien élever un enfant est de ne pas en faire le tyran du logis accaparant tout le temps, tous les soins des parents ; ce qui entraîne des inconvénients pour tous. Il faut élever un enfant, serait-il unique, comme s'il y en avait 10 ou 12 dans la famille, et ne lui consacrer que le temps et les soins qui lui sont indispensables. Il ne faut en faire ni un enfant précoce, ni un bébé de concours, ni une poupée ; il faut penser à sa santé future et non à son propre plaisir du moment.

Dans une prochaine brochure, nous examinerons l'allaitement au lait animal et l'importante question du sevrage.

Imp. G. COQUETTE, 82, rue de la Santé, Paris.

A LIRE

Notre Société est travaillée par un malaise général qui se traduit par des conflits que nos gouvernants solutionnent dans la rue par des coups de fusils ; à la Chambre, par des lois, dites ouvrières.

Les travailleurs ne savent pas davantage où trouver le remède. Tantôt, ils refusent toute confiance aux députés, aux gouvernants, et, aux périodes d'élection, ils se précipitent aux urnes pour en faire sortir celui qui leur aura fait les promesses les plus mirobolantes.

Devant le renchérissement de la vie, ils n'ont d'autre solution que de faire augmenter leur salaire, ce qui entraîne une nouvelle hausse des produits. Ce petit jeu peut durer indéfiniment.

S'ils veulent sortir un jour de leur situation précaire, il faut que les ouvriers apprennent quelles sont les causes de leur misère, et en cherchent eux-mêmes les moyens. La lecture des *Temps Nouveaux* pourra les aider.

Il existe une légende que la lecture en est ardue. C'est une erreur propagée par ceux qui s'imaginent qu'un journal doit leur apporter la solution de tous les problèmes. Évidemment, la lecture d'un article sociologique n'est pas aussi distrayante ni aussi amusante qu'un roman de Paul de Kock, mais il n'y a nullement besoin d'études préparatoires pour le comprendre.

Les collaborateurs des *Temps Nouveaux* n'ont pas la prétention d'apporter une solution toute faite à tous les maux sociaux. Ils espèrent seulement amener le lecteur à réfléchir par lui-même.

Le Service de quelques exemplaires sera fait gratuitement aux adresses qu'on voudra bien faire parvenir à l'administrateur, 4, rue Broca, Paris.

COLLECTION DE LITHOGRAPHIES

Capitalisme, par Comin'Ache. — **Education chrétienne,** par Roubille. — **La Débâcle,** dessin de Vallotton, gravé par Berger. — **Le dernier gîte du trimardeur,** par Daumont. — **L'Assassiné,** par C. L. — **Souteneurs sociaux,** par Delannoy. — **Les Défricheurs,** par Agard. — **Les Bienheureux,** par Heidbrinck. — **La Jeune Proie,** par Lochard. — **Le Missionnaire,** par Willaume. — **Frontispice,** par Roubille. — **L'homme mourant,** par L. Pissaro. — **Sa Majesté la Famine,** par Luce. — **La vérité au Conseil de Guerre,** par Luce. — **Provocation,** par Lebasque. — **Ceux qui mangent le pain noir,** par Lebasque. — L'édition ordinaire, **2 francs.**

Il ne reste plus qu'en nombre restreint : **L'Incendiaire,** par Luce. — **Porteuses de bois,** par C. Pissaro. — **L'Errant,** par X. Le Démolisseur, par Signac, **L'Aurore,** par Willaume. — **Les Sans-Gîte** par C. Pissaro. — **On ne marche pas sur l'herbe,** par Hermann-Paul. — **Mineurs Belges,** par Constantin Meunier Ah ! les sales **Corbeaux,** par J. Hénault. — **La Guerre,** par Maurin. — **Epouvantails,** par Chevalier. — **La Libératrice,** par Steinlein. — L'édition ordinaire, **3 francs ;** Pour les éditions d'amateur, s'informer au préalable, quelques-unes sont épuisées.

Aux petits oiseaux, de Willette, **10 fr.**

Reproduction des **Errants,** de Rysselberghe, édition ordinaire, **1 fr. 25 ;** sur japon, **3 fr. 50.**

Contre Biribi, album de 9 dessins de : Delannoy, Grandjouan, Luce, Maurin, Raïeter, Rodo, Signac et Steinlen.

Une Rue de Paris en Mai 71, par Luce, tirée en souscription à 75 exemplaires, dont 15 sur Japon ; 7 fr. ordinaire, 10 fr. sur Japon.

Miséreux, par Naudin, même tirage, même prix.

Il ne reste plus qu'un nombre très limité de collections complètes. Elles sont vendues **75** francs l'édition ordinaire, **150** francs celle d'amateur.

LITHOGRAPHIES EN COULEURS

Les Temps Nouveaux, Willaume, épuisé, une dizaine d'exemplaires à **5 fr.** ; La Charrue, Pissaro, édit. ordinaire., **2 fr.** ; d'amateur, **3 fr. 50** ; Drapeau rouge, Luce, édit. ord., **2 fr.** ; d'amateur, **3 fr. 50** ; **La Mère,** Lebasque, édit. ord., **2 fr.** ; d'amateur, **3 fr. 50** ; **La Confession,** Hermann-Paul, édit. ord., 2 fr. ; d'amateur, **3 fr. 50.** — Ces lithos ont été tirées pour servir de frontispice aux volumes de notre supplément, mais peuvent s'encadrer. 37-28.

Repaire de Malfaiteurs, par Willaume, tirage ordinaire, **2 fr.** ; tirage d'amateur, 5 fr. Il en reste très peu des deux.

LES " TEMPS NOUVEAUX " Paraissant tous les 8 jours avec un Supplément litté
10 cent. *le numéro*. — *Administration* : 4, rue Broca.
Abonnement France, un An, 6 fr. — Extérieur, 8 fr.

EN VENTE AUX " TEMPS NOUVEAUX "

Aux Jeunes Gens, par Kropotkine, couverture de Roubille............
L'Education libertaire, D. Neuwenhuis, couverture de Hermann-Paul.....
Enseignement bourgeois et Enseignement libertaire, par J. Grave,
   couverture de Cross........................
Le Machinisme par J. Grave, avec couverture de Luce ....
Les Temps Nouveaux, Kropotkine, avec couverture de C. Pissaro (épuisé).
Pages d'histoire socialiste, par W. Tcherkesoff.................
La Panacée-Révolution, par J. Grave, avec couverture de Mabel..........
A mon Frère le Paysan, par E. Reclus, couverture de Raieter ....
La Morale anarchiste, par Kropotkine, couverture de Rysselberghe......
Déclarations, d'Etiévant, couverture de Jehannet...................
Rapports au Congrès antiparlementaire couverture de C. Dissy.........
La Colonisation, par J. Grave. couverture de Couturier...............
Entre Paysans, par E. Malatesta, couverture de Willaume........
Le Militarisme, par D. Nieuwenhuis, couv. de Comin'Ache (en réimpression)
Patrie, Guerre et Caserne, par Ch. Albert, couverture d'Agard. id.
L'Organisation de la Vindicte appelée Justice, par Kropotkine, couv.
   de J. Hénault..................
L'Anarchie et l'Eglise, par E. Reclus, et Guyou couverture de Daumont
La Grève des Electeurs, par Mirbeau, couverture de Roubille........
Organisation, Initiative, Cohésion, J. Grave. couverture de Signac.......
Le Tréteau électoral, piècette en vers, par Léonard, couv. de Heidbrinck.
L'Election du Maire, piècette en vers, par Léonard, couv. de Valloton...
La Mano-Negra, couverture de Luce...................
La Responsabilité et la Solidarité dans la lutte ouvrière, par Nettlau,
   couverture de Delannoy.................
Anarchie-Communisme, Kropotkine, couverture de Lochard............
Si j'avais à parler aux Electeurs, par J. Grave, couvert. de Heidbrinck..
La Mano-Negra et l'Opinion française, couverture de Hénault.........
La Mano-Negra, dessins de Hermann-Paul..................
Entretien d'un Philosophe avec la Maréchale, par Diderot, couverture
   de Grandjouan....................
L'Etat, son rôle historique, par Kropotkine, couverture de Steinlen......
Militarisme, par Fischer.................
La Femme Esclave, par Chaughi, couverture de Hermann-Paul........
L'Entente pour l'Action, par J. Grave, couverture de Raieter..........
Vers la Russie libre, par Bullard, couverture de Grandjouan.........
Le Syndicalisme dans l'Evolution sociale, J. Grave, couvert de Naudin.
Les Habitations qui tuent, par Michel Petit, couv. de Frédéric Jacques..
Le Salariat, par P. Kropotkine, couverture de Kupka.............
Evolution-Révolution, par E. Reclus, couverture de Steinlen..........
Les Incendiaires, par Vermersch, couverture de Hermann-Paul........
La Vérité sur l'Affaire Ferrer, par Auguste Bertrand, couv. de Luce....
Comment l'Etat enseigne la Morale..................
Le Coin des Enfants, 2e, 3e série chaque.................
Terre Libre, J. Grave.................
Patriotisme colonisation, illustré .. ..
Guerre, Militarisme, illustré................
Les Prisons. par Kropotkine, Couverture de Daumont ....
L'Esprit de Révolte, Couverture de Delannoy.................
L'Anarchie, de Malatesta.................
L'Enfer Militaire, par A. Girard, couverture de Luce.........
Aux Femmes, par Gohier, couverture de Luce.........
Sur l'Individualiste, par Pierrot, couverture de Maurin.........
Le Nourrisson, par Michel Petit.